JN322158

自律神経を整えるぬり絵

日本の二十四節気をぬる

順天堂大学医学部教授
小林弘幸

藤田有紀［画］

アスコム

> はじめに

懐かしい絵柄をぬって
楽しく自律神経を整える！

　この「自律神経を整えるぬり絵」シリーズは、長年自律神経の研究を続けている私が考案した、**自律神経のバランスを整える新しいメソッド**です。2015年11月に発売した前作は大反響を呼び、おかげさまでベストセラーとなりました。

　そもそも自律神経は、私たちの生命活動を支える重要なシステムです。自律神経の働きが悪くなると慢性的な疲労や不眠、偏頭痛や便秘など、さまざまな症状となってあらわれます。さらに体だけでなく、現代病といわれるうつ病などの心の病気も自律神経のバランスと関係があることがわかっています。

　そして、**その自律神経を整えるのに効果的なのが、ぬり絵です**。単純作業であるぬり絵は、いつでも手軽に始めることができ、集中して取り組めます。ゆっくりと呼吸を整えて作業に集中することで自然と自律神経が整い、心や体に好影響をもたらすのです。

　また自律神経の働きを活性化させるためには、「懐かしさ」を感じさせるのがポイントです。そこで**今回は「二十四節気（にじゅうしせっき）」をモチーフとして、日本人にとって馴染み深い情景や動植物を絵柄に採用**しました。二十四節気をテーマとしたぬり絵は、春夏秋冬の繊細な色の移ろいを楽しみながら、懐かしさを感じることができるはずです。

1日たった15分だけで十分です。ぬり絵を続けることによって、あなたの自律神経は徐々に整っていくはずです。

小林弘幸

順天堂大学医学部教授。自律神経研究の第一人者として、プロスポーツ選手、アーティスト、文化人へのコンディショニング、パフォーマンス向上指導にかかわる。

感動のお便り続々！
前作で届いた読者の声

● 「このぬり絵のおかげで、寒い冬を風邪もひかず、元気に過ごせています！」(64歳 女性)

● 「この本に出会ってからというもの、頭痛もイライラもスッキリ解消できて、ビックリしています！」(62歳 女性)

● 「介護疲れしている私に娘がプレゼントしてくれました。手が空いたときにぬると、体がポカポカしてきて元気になります！」(63歳 女性)

● 「躁うつ病なのですが、調子が上がりすぎたときは落ち着かせてくれ、うつ状態のときは不安や悩みを無にしてくれます。このぬり絵に出会えて本当に良かったです」(29歳 女性)

● 「祖母、父母と三世代で楽しんでいます。無心になれて、気分も良く、日々を過ごせるようになりました」(26歳 女性)

前作を発売後、効果を実感した読者の方々から多くの感謝の声をいただきました。ぬり絵は誰でも実践できる心身健康の秘訣です

前作

自律神経を整えるぬり絵
価格：本体1,200円＋税

1日15分ぬるだけで起きる良いことがたくさんあります！

自律神経を整えて心も体もどんどんすこやかになる

❶ ストレス解消

交感神経が過剰に働くと、イライラとした状態になりがちです。そこで静かに**ぬり絵をすることで副交感神経が高くなり**、自律神経のバランスが整い、気持ちが落ち着いてきます。コツはゆっくりと丁寧にぬること。単純作業を繰り返すうち、自然と仕事や人間関係の嫌なことも忘れて、ぬり絵に集中することできます。脳が解放され、**無意識下でたまっていたストレスもリフレッシュ**できるでしょう。続けるうちに上達を実感できれば、さらにぬり絵を楽しめます

❷ 疲労回復

ストレス過多で自律神経のバランスが悪くなると、血流が低下し、全身の疲労がたまりやすくなります。逆に自律神経が良くなると、**すみずみに新鮮な血液が行き渡り、細胞のひとつひとつが活性化**します。新陳代謝が促進され、リカバリーが早くなる分、毎日心身とも好調な状態で過ごせます。仕事や人間関係に明るく対応できるようになり、充実した生活を送れるようになります。**食欲がなかったり、疲れを感じているときほど**、ぬり絵を実践してみましょう

③ 免疫力アップ

免疫は病原菌などから体を守ってくれる非常に重要なシステムです。しかしこれも自律神経と密接な関係があり、生活習慣の乱れやストレス過多の状態になると、うまく機能しなくなります。そこでじっくり**ぬり絵を楽しむことで、交感神経と副交感神経のどちらも元気にバランス良く働き**、免疫を司る血液中の白血球の状態も良くなります。その結果、ウイルスや細菌をよせつけない体になります。健康で若々しい状態をキープするためにも、ぬり絵は有効です

④ ぐっすり眠れる

多忙な生活を送る現代人は、睡眠障害を抱える人が多いようです。大半の原因は、日々のストレスにさらされた結果、自律神経が乱れた状態にあるためです。上質な睡眠は交感神経より、**リラックス状態につながる副交感神経を優位に働かせることが必要です**。また自律神経を整えることで、メラトニンという睡眠ホルモンが正常に分泌され、自然な入眠へと体を誘います。睡眠障害を自覚したら、**夜寝る直前のぬり絵で心と体をリラックス状態**にしておきましょう

⑤ 認知症予防

加齢によって脳細胞の数は徐々に減少していきます。一方で、ぬり絵によって全身の部位でもっとも複雑な動きをする**指先を使うことは、脳の広い領域を刺激して、脳全体を活性化します**。またぬり絵は配色やコントラストといったほか、「枠線からはみ出さないように」、「次はどこに手をつけるか」など、手を動かしながらさまざまなことを考えます。**脳機能低下の予防**として、近年はリハビリの現場などでも用いられています。楽しみながら脳を働かせましょう

二十四節気を通じて懐かしい気持ちに！

記憶の片隅のイメージが自律神経を安定させる

自律神経を安定させるのに効果的なのが、「懐かしい」という感情を抱くことです。そのため、誰もが一度は経験のあるぬり絵は、子どもの頃に遊んだ記憶を喚起する機能がある点でも、自律神経の活性化に深く関係しているのです。

懐かしい柄なら効果アップ

そこでこの本では

① 二十四節気柄を採用

四季をさらに六つの季節に分けた「二十四節気」に沿って、風景だけでなく動物や植物の絵柄を採用しました。懐かしさを盛り上げます

② 規則的な和文様

規則的な柄のぬり絵は、単純作業で集中しやすいメリットがあります。今回は多くの花びらや葉を持つ植物や、文様を中心に構成しています

③ 高齢者に優しい太線

細かいすき間はあらかじめ黒でぬりつぶし、線は太めに設計しています。色がはみ出ることを気にしなくていいので、楽しく作業できます

④ 難しすぎない難易度

配色が難しかったり、あまりに領域が狭かったりすると、かえってぬり絵がストレスになります。初心者でもぬりやすい構成を意識しました

> ぬり絵目録

二十四節気を知る

太陽の動きをもとに一年を二十四等分した月日の節目につけられた名前。それぞれの季節感については、江戸時代に書かれた暦の解説書『暦便覧（こよみびんらん）』に詳しく記載されています。

立春（りっしゅん）（2月4日〜18日頃）
二十四節気では最初の季節で、旧暦では新しい年の始まりを指します。新暦ではおよそ2月4日頃のことで、寒さが厳しい時期ですが、強くなった日光からは春の気配を感じ始めます

雨水（うすい）（2月19日〜3月5日頃）
外気が暖かくなり、雪や氷が溶けて蒸発して雨水になる、というのが語源です。まだまだ寒い最中ですが、春の雨が降り出し、徐々に植物が開花に向けて動き始めるのがこの季節です

啓蟄（けいちつ）（3月6日〜20日頃）
地中で冬眠していた蛇や虫などが暖かさに誘われ、冬眠から目覚めて穴から出てくるのが語源です。ふきのとうの花が咲くのがこの頃で、柳の若芽が芽吹き始めて季節を少しずつ彩ります

春分（しゅんぶん）（3月21日〜4月5日頃）
3月21日頃を指し、この日をはさんで前後7日間が春の彼岸となります。春分は昼夜の時間が等分になることから、「春たけなわ」という意味もあります。気候はまだ寒の戻りがあります

清明（せいめい）（4月6日〜19日頃）
晴れ渡った空を表す清浄明潔が語源です。『暦便覧』には「万物発して清浄明潔なれば、此芽は何の草としれる也」と記されています。地上にさまざまな花が咲き始める頃です

穀雨（こくう）（4月20日〜5月5日頃）
穀物をうるおす春の雨という意味で、田んぼや畑の準備が整い、種まきに絶好の時期です。この頃になると、春の天気も安定し、日差しも強まります。穀雨が終わる頃に八十八夜を迎えます

夏

立夏（5月6日〜20日頃）
若葉が姿を現し、新緑が目に入ってくる季節です。かえるが鳴き始め、竹の子が生えてくる姿は夏の始まりを感じさせます。九州では麦が穂を出し、北海道では豆の種まきが始まります

小満（5月21日〜6月5日頃）
小満とは、陽気となり、草木などの生物が徐々に成長して生い茂るという意味です。気温が20度を超える日が多くなってくる頃です。西日本では、この時期から梅雨が始まります

芒種（6月6日〜20日頃）
穂先に芒（とげのような毛）のある麦や稲などの穀物の種まきをする頃、というのが語源です。5月中旬が主流の現在の田植えと違って、二十四節気では6月6日頃を指します。本格的な梅雨入りです

夏至（6月21日〜7月6日頃）
昼が最も長く、夜が最も短い日とされています。北陸〜中日本は本格的な梅雨の時期で、あじさいや花しょうぶなどの花が咲く頃です。この頃からだんだんと日射しも強まってきます

小暑（7月7日〜22日頃）
本格的な暑さが始まる直前の気候を指します。『暦便覧』には「大暑来れる前なれば也」とあり、集中豪雨のシーズンもこの頃です。蓮の花や蝉の合唱がいよいよ始まります

大暑（7月23日〜8月7日頃）
『暦便覧』には「暑気いたりつまりたるゆえんなれば也」とあり、一年のうちで最も暑い時期とされています。実際の猛暑はもう少し先ですが、全国的に梅雨が明け、夏本番を迎えます

立秋（8月8日〜22日頃）
りっしゅう

『暦便覧』には「初めて秋の気立つがゆへなれば也」と、そろそろ秋の気配を感じるとの文言があります。暦の上では秋の始まりですが、まだまだ猛暑が続く8月8日頃を指します

処暑（8月23日〜9月7日頃）
しょしょ

暑さが少し和らいでくる頃を指します。「処」は「とどまる、落ち着く」という意味があります。明け方の風や夕方の虫の声に、少しずつ涼しさを体感し始めるのがこの頃です

白露（9月8日〜22日頃）
はくろ

白露とは、大気が冷えることで、野の草に露が宿って白く見えるさまを表す言葉です。晴れた夜は大気の冷却が大きく、露ができやすくなります。秋を感じ始める9月8日頃を指します

秋分（9月23日〜10月7日頃）
しゅうぶん

秋の彼岸の中日である9月23日頃を指します。『暦便覧』には「陰陽の中分となれば也」とあり、昼と夜の長さがほぼ同じになる季節です。秋の七草が咲き、外では冷風を感じ始めます

寒露（10月8日〜22日頃）
かんろ

菊の花が咲き、木々の葉は紅葉が混ざり始めます。寒露とは冷たい露の結ぶ頃という意味で、朝晩は寒さを覚えることが多くなる時期です。紅葉が濃くなり、本格的に秋を迎えます

霜降（10月23日〜11月6日頃）
そうこう

早朝や夕方の気温が下がり、霜が降り始める頃を指します。いよいよ秋も終わり、冬がやってきます。突然強い雨が降り、あっという間に晴れる時雨も起こります

冬

立冬（11月7日〜21日頃）
街の樹木も冬枯れが目立ち始める11月7日頃を指します。『暦便覧』には「冬の気立ち初そめていよいよ冷ゆれば也」と記されており、木枯らしとともに冬が始まる頃です

小雪（11月22日〜12月6日頃）
寒さが進んで、そろそろ雪が降り始める頃を指します。「冷ゆるが故に雨も雪となりてくだるがゆへ也」と『暦便覧』に記されている通り、徐々に冷え込みが厳しくなってきます

大雪（12月7日〜21日頃）
山の峰には雪が積もり、霜柱を踏むことも多くなります。平地でも雪が降り、本格的な冬の到来となる12月7日頃を指します。地方によっては白銀の世界が広がるのもこの頃です

冬至（12月22日〜1月4日頃）
『暦便覧』には「日南の限りを行て日の短きの至りなれば也」とあり、夜が最も長い日を迎える12月22日頃を指します。旧暦では年の始まりとされ、冬至かぼちゃや柚子湯の慣習も残ります

小寒（1月5日〜1月19日頃）
1月5日頃を指し、ここから節分までが冬の寒さのピークとなります。『暦便覧』には「冬至より一陽起るが故に陰気に逆らう故益々冷る也」とあり、寒さが一段と厳しくなります

大寒（1月20日〜2月3日頃）
大寒とは、一年のうち最も寒さが厳しいことを表す言葉です。1月20日頃を指し、各地で最低気温が観測されることが多くなります。ここを過ぎれば、春に向けて外気が暖かくなります

効き目が実感できない人も注目！
こんなときにぬるのが効果的

空いた時間で気軽に進められるのがぬり絵の利点ですが、とくに以下のようなときにぬってみることで、心の落ち着きを取り戻すことができます。

❶ イライラしているとき

副交感神経より交感神経が過剰に働くと、極度の緊張状態や不安定な気分になります。ゆっくりとぬり絵を楽しむことで、呼吸が整い、自律神経の乱れを落ち着かせることができます。イライラも自然とおさまるでしょう

❷ 気分転換したいとき

人は1日に5～6万回も考えごとをしているといわれています。単純作業のぬり絵は精神を集中させることができ、無意識下でたまっていたストレスをリフレッシュできます。「考え過ぎ」の状態を解放しましょう

❸ 不安を感じているとき

キレイにぬれたときや配色がうまく整ったときなど、ぬり絵は小さな成功のきっかけが多く用意されています。正体不明の不安感にさいなまれたときは、ぬり絵で成功を積み重ねて、少しずつ自信を取り戻しましょう

❹ 眠れないとき

仕事や家事、人間関係など日中にストレスを感じる機会は多いでしょう。眠るときにはリセットしないと、不安やイライラを引きずり、快眠のさまたげになってしまいます。就寝前のぬり絵で心の乱れを整えましょう

実践 キレイにぬるためのテクニック

誰でも気軽に始められるぬり絵ですが、上達すればさらに楽しさがアップします。ここでは完成度を高めるために簡単にできるテクニックを紹介します

1 色々な画材でぬってみる

同じ絵柄でも、色鉛筆や水彩絵の具など画材によって仕上がりは変わります。色鉛筆は繊細なグラデーション、水彩絵の具は透明感のあるタッチ、アルコールマーカーは発色の鮮やかさなど、それぞれ特徴は異なります。違いを楽しみましょう

色えんぴつ
鉛筆のラフなタッチを活かして、暖かみのある印象に仕上がります

水彩絵の具
水分量を調整することにより、微妙な濃淡や透明感を表現できます

アルコールマーカー
速乾性が高く、均一に広い部分をぬりつぶしたい場合に便利です

岩絵の具を使えば和の色が出せる

鉱石が原料の岩絵具は主に日本画の画材として用いられています。砂のような粒子と艶のない質感が特徴で、和柄との相性は抜群です。アクセントとして用いるのも良いでしょう

② 初心者は3色でぬってみよう

画材を買い揃えると、つい多くの色を試してみたくなります。ただ、もしぬり絵の完成度を高めていきたいのなら、最初は少ない配色を意識したほうが全体のバランスは整えやすくなります。目安として基本色は3色におさえ、濃淡でメリハリをつけることを意識してみましょう

まずは少ない配色でバランスを整える

青+黄+紫

赤+緑+オレンジ

③ キレイにぬる基本鉄則

色鉛筆の場合、寝かせて持つことにより均一にぬりやすくなります。筆を立てて濃くぬるのではなく、全体の配色や濃淡の度合いを少しずつ整えていくつもりで、あまり力を入れず、手首をきかせるのがコツです。また、絵柄のフチを先にぬるとはみ出さずにぬることができます

鉛筆を寝かせる

フチを先にぬる

④ 2つの色を合わせて色を作ろう

同じ色でも濃淡のメリハリをつけたいときは、あえて反対色を取り入れることで奥行きのある色に仕上がります。たとえば葉をぬるときは、緑や青だけでなく、オレンジやピンクを部分的にぬり重ねることによって、深みのある色味に仕上がります。少しずつぬり重ねてみましょう

中間色を作り出そう

青 + 赤 → 紫

色のきほん：赤・オレンジ・黄・黄緑・緑・青・紫

<div style="text-align:center;">

ぬり絵のきほん

達人に学ぶ上手なぬり絵を作るテクニック

</div>

※作例は編集部

① 弧を描くようなタッチでワンランク上のグラデーションに

ブログ『色庭』 はなこさん

1色の色鉛筆でキレイにグラデーションをつけるためには、暗い部分で筆圧をやや強くし、明るくなるに従って徐々に筆圧を弱くするようにぬっていきます。このとき、暗い部分から明るい方に向かって弧を描くようにぬることがポイントです

② 陰影の表現は黒ではなく紫や紺で

ブログ『私と色えんぴつと水彩と』 阿部めぐみさん

陰影はなるべく黒を使わず、ベースとなる色や紫色や紺色を使って表現しています。また補色(反対色)を使うと深みのある色合いに仕上がります。逆に明るい部分は消しゴムを使ったり、ベース色よりも明るい色をぬり重ねています

③ 光の立体感は一方向×練り消しで表現

色鉛筆アーティスト 若林眞弓さん

光はどこから射しているのか、最初に方向を決めています。当たっている部分を練り消しを使うなどで明るく表現し、影をつけると立体的になります。このとき、光が射している方向は拡散するとバランスが崩れやすいので、一方向に統一を

14

4 動物の目は茶色＋黒色でグッとリアルに

色えんぴつ画講師 渡辺芳子さん

リアルなタッチで描くなら、動物は毛を1本ずつ描かず、芯先を寝かせ、毛の流れに沿ってやさしくぬっています。瞳は茶色でぬり、中央を黒、白い輝きは必ず「ぬり残し」を心がけています。瞳が違うだけでもグッと印象は変わります

5 実際に使う色鉛筆を並べて配色は明度を同じ系統に

イラストレーター 福原やよいさん

最初にぬり絵の紙の上に、実際に使う色鉛筆を置いて、ぬる前に計画を立てるとバランスを取りやすいです。配色は明度を同じ系統にすると、全体的に落ち着きます。すべて同じ明るさに統一することで、複数色を使う場合も調和が取れます

6 濃淡のコントラストで遠近感を演出する

色鉛筆画家 飯岡千江子さん

「手前は明るく（濃く）、奥にあるものは暗く（薄く）」というタッチを意識すると、明暗のコントラストが活きて、遠近感を表現することができます。まず主役となる手前にくるものからぬり始めると、全体のコントラストが整いやすいですね

完成後

ぬり終わったあとは飾ったりプレゼントにもつかえる！

ぬり絵が完成したら、額に入れて飾りましょう。
あなただけのオリジナルの作品なので、プレゼントやSNSにアップするのもありです。

あなただけの作品をみんなで共有しよう！

ぬり絵の完成品は、世界のどこにもないオリジナルの作品です。ぬった後は観賞用として活用するのがおすすめです。本書にはミシン目が入っていますので、切り取って額に飾れます。また、親しい人へのプレゼントに持っていくのも良いでしょう。孫からおじいちゃん、おばあちゃんへのプレゼントなら喜ばれること間違いなしです。さらに携帯電話で写真を撮れば、SNSにアップもできます。さまざまな人とのコミュニケーションになるので、積極的に取り組んでみましょう。

SNSにアップして作品を公開

TwitterやInstagramなどに作品をアップすれば、さまざまな人に自慢の作品を見てもらえます。ぬり絵をアップしている人はたくさんいるので、お互いの作品を見せ合って仲良くなれるかもしれません

Twitter　　Instagram　　Facebook

① プレゼントしよう

② 額に入れて飾ろう

title : 『立春』

新暦ではおよそ2月4日頃のことで、この日から立夏の前日までが春です。『暦便覧』では「春の気たつを以て也」とあり、寒さが厳しい時期ですが、強くなった日光からは春の気配を感じ始めます。暖かい地方では梅の花が咲き始め、メジロやウグイスの鳴き声も聞こえる頃です。

date : 　　　　　年　　　　　月　　　　　日

title : 『雨水』

『暦便覧』では「陽気地上に発し、雪氷とけて雨水となれば也」とあり、外気が暖かくなり、山に積もった雪や氷が溶けて蒸発して雨水になる、というのが語源です。まだまだ寒い季節ですが、春の雨が降り出し、たんぽぽやつくしなど、植物が開花に向けて動き始めます。

date :　　　　　　年　　　　　月　　　　　　日

title : 『啓蟄』

啓蟄とは、冬眠していた蛇や虫などが暖かさに誘われ、穴から出てくることを指します。新暦では3月6日頃の時期で、ふきのとうの花が咲くのがこの頃です。虫は蝶やミツバチが姿を見せ、すみれの葉や福寿草(ふくじゅそう)、また柳の若芽が芽吹き始めて季節の変化を感じさせます。

date :　　　　　年　　　　月　　　　　日

title : 『春分』

3月21日頃を指し、この日をはさんで前後7日間が春の彼岸となります。西日本では桜が開花し、卒業式シーズンで飾り紐を結んだ晴れ着を目にします。昼夜の時間が等分になり、「春たけなわ」を迎え、この日から夏至に向かってだんだんと昼の時間が長くなっていきます。

date :　　　　　　年　　　　　月　　　　　　日

title : 『清明』

清明とは清浄明潔の略で、『暦便覧』には「万物発して
清浄明潔なれば、此芽は何の草としれる也」と記されて
います。ひょうたんやシロツメクサ、麻の葉など、地上
にさまざまな植物が姿を現し始める頃です。空には虹が
かかり、南国から子育てのためにツバメが渡ってきます。

date :　　　　　　年　　　　　月　　　　　日

title : 『穀雨』

穀雨とは百穀(ひゃっこく)をうるおすことから名づけられたもので、雨でうるおった田畑が種まきに向いた時期となる4月20日頃を指します。春の天気は安定し、藤の花、ぼたん、すずらん、チューリップなどが咲きます。この時期以降に降雨量が徐々に増え始め、トンボが飛び始めます。

date :　　　　　　年　　　　　月　　　　　日

title : 『立夏』

夏の気配が表れてくる5月6日頃を指します。見上げれば鯉のぼり、路地には若葉や青葉が徐々に姿を現し、あやめなどの新緑が目に入ってくる季節です。かえるが鳴き始め、竹の子が生えてくる風景は、夏の始まりを感じさせます。一年のうち最も過ごしやすい季節のひとつです。

date :　　　　　　年　　　　　月　　　　　日

title : 『小満』

陽気となり、草木などの生物が徐々に成長して生い茂るのが小満の語源です。気温が20度を超える日が多くなる5月21日頃を指します。西日本では、この時期から早くも梅雨が始まります。ホトトギスの鳴き声や、カキツバタや卯の花を目にする機会が多くなります。

date :　　　　　　　年　　　　　　月　　　　　　日

title : 『芒種』

芒種とは、穂先に芒（とげのような毛）のある麦や稲などの穀物の種まきをする頃、というのが語源です。5月中旬が主流の現在の田植えと違って、二十四節気では6月6日頃を指します。本格的に梅雨を迎え、あじさいや梅の実、クチナシ、昼顔などが咲くのもこの頃です。

date :　　　　　　年　　　　　月　　　　　日

title : 『夏至』

6月21日頃を指し、昼が最も長く、夜が最も短い日とされています。とはいえ、日射しの強さを感じるよりもまだ若干梅雨の気配が残っていて、実際に夏らしさを感じるのはもう少し先です。風鈴や入道雲が見え始めたら、夏の入り口です。

date :　　　　　　　年　　　　　月　　　　　　　日

title : 『小暑』

『暦便覧』には「大暑来れる前なれば也」とあり、まだまだ本格的な暑さを迎える前のシーズンがこの頃です。西日本では、蓮の花や蝉の合唱がいよいよ始まります。温かい風が吹き、へちまがツタを伸ばして、いよいよ本格的な夏の到来を感じます。

date :　　　　　　　年　　　　　　月　　　　　　日

title : 『大暑』

7月23日頃の夏の土用の時期で、『暦便覧』には「暑気いたりつまりたるゆえんなれば也」とあります。最も暑さが厳しい時期とされていますが、実際の猛暑はもう少し先となります。花火大会が全国各地で開催され始めるのもこの頃で、浴衣姿が似合う季節となります。

date :　　　　　　年　　　　　月　　　　　日

title : 『立秋』

8月8日頃を指し、実際に猛暑を迎えるのがこの頃です。なでしこや露草、綿の花、ススキやコスモスなどを目にします。『暦便覧』には「初めて秋の気立つがゆへなれば也」と、秋の気配を感じるとの文言がありますが、まだまだ暑さのピークとなっています。

date :　　　　　　年　　　　月　　　　　　日

title : 『処暑』

夏祭りで買った金魚やビー玉が部屋を飾る8月23日頃を指します。処暑とは暑さが止むという意味で、明け方の風や夕方の虫の声に、少しずつ涼しさを体感し始めるのがこの頃です。心地良い天候となる日が多くなりますが、台風シーズンでもあります。

date :　　　　　　　年　　　　　月　　　　　　　日

title：『白露』

白露とは、大気が冷えることで、野の草に露が宿って白く見えるさまを表す言葉です。9月8日頃を指すこの時期は露ができやすく、朝夕は寒さを感じることもあります。果物はぶどう、野菜は松茸などが旬を迎え始め、萩、女郎花、キキョウといった植物も見かけるようになります。

date：　　　　　　年　　　　　月　　　　　　日

title : 『秋分』

『暦便覧』には「陰陽の中分となれば也」とあり、秋の彼岸の中日である9月23日頃を指します。昼と夜の長さがほぼ同じになる季節です。秋の七草が咲き、外では冷風を感じ始めます。秋分の日に近い満月の夜は、お団子を食すお月見があります。

date :　　　　　　　年　　　　　　月　　　　　　日

title : 『寒露』

秋分の日から数えて15日目の10月7日頃を指します。五穀の本格的な収穫期となるこの頃は、菊の花が咲き、木々の葉は紅葉が混ざり始めます。寒露とは冷たい露の結ぶ頃という意味で、朝晩は寒さを覚えることが多くなりますが、秋晴れの日も増えます。

date :　　　　　　　年　　　　　　月　　　　　　日

title :『霜降』

山々が紅葉で染まったこの時期は、初霜の報せを耳にする季節でもあります。早朝や夕方の気温が下がり、いよいよ秋も終盤を迎えます。銀杏並木が映え、少し山に入ればどんぐりやリスといった秋を感じさせる動植物と出会います。

date :　　　　　　　年　　　　　　月　　　　　　　日

title : 『立冬』

木枯らし1号が過ぎ、冬枯れが目立ち始める11月7日頃を指します。『暦便覧』には「冬の気立ち初めていよいよ冷ゆれば也」と記されており、山茶花や水仙を目にする機会が多くなります。日がすっかり短くなり、時雨が降る季節です。

date :　　　　　　年　　　　月　　　　　　日

title : 『小雪』

紅葉が散り始め、銀杏は黄色く色づいてくる時期です。大根、かぼちゃ、蓮根など旬を迎える野菜も多く、鍋を楽しむ家庭も多くなります。「冷ゆるが故に雨も雪となりてくだるがゆへ也」と『暦便覧』に記されている通り、徐々に冷え込みが厳しくなってきます。

date :　　　　　　年　　　　　月　　　　　日

title : 『大雪』

ほぼ全国的に本格的な冬を迎える12月7日頃を指します。
『暦便覧』には「雪いよいよ降り重ねる折からなれば也」
とあり、山々は雪の衣をまとって白銀の景色となります。
山では熊が冬眠を迎え、キツネを見かけます。ブリなど
冬の漁業も盛んになります。

date :　　　　　　　年　　　　　月　　　　　　日

title : 『冬至』

『暦便覧』にも「日の短きの至り」とあり、夏至とは反対に夜が最も長い日を迎えます。旧暦ではこの日からが一年の始まりとなり、門松の飾りや羽子板で遊ぶ風景を見るのもこの頃です。この日に柚子湯に入ると風邪を引かないという通説もあります。

date :　　　　　　年　　　　　　月　　　　　　日

title : 『小寒』

『暦便覧』には「冬至より一陽起るが故に陰気に逆らう故益々冷る也」とあり、寒さが一段と厳しくなります。1月5日頃を指し、ここから節分までが冬の寒さのピークとなります。春の七草であるせりやかぶなどが美味しい時期でもあります。

date :　　　　　　年　　　　　　月　　　　　　日

title :『大寒』

大寒とは、一年のうち最も寒さが厳しいことを表す言葉です。1月20日頃を指し、各地で最低気温が観測されることが多くなります。耐寒行事などが各地で行われますが、ここを過ぎれば「寒明け」となり、春に向けて外気が暖かくなります。

date :　　　　　　年　　　　　月　　　　　　日

自律神経を整えるぬり絵
日本の二十四節気をぬる

発行日　2016年5月3日　第1刷
発行日　2023年9月20日　第23刷

著者　　小林弘幸
画　　　藤田有紀

本書プロジェクトチーム
編集統括　　柿内尚文
編集担当　　小林英史、大住兼正
デザイン　　細山田光宣、千本聡（細山田デザイン事務所）
イラスト　　ヤマグチカヨ
　　　　　　文田信基（dexi）
編集協力　　田中雅大
校正　　　　小峰友
営業統括　　丸山敏生
営業推進　　増尾友裕、綱脇愛、桐山敦子、相澤いづみ、
　　　　　　寺内未来子
販売促進　　池田孝一郎、石井耕平、熊切絵理、菊山清佳、山口瑞穂、
　　　　　　吉村寿美子、矢橋寛子、遠藤真知子、森田真紀、氏家和佳子
プロモーション　山田美恵、山口朋枝
講演・マネジメント事業　斎藤和佳、志水公美
編集　　　　栗田亘、村上芳子、菊地貴広、山田吉之、大西志帆、福田麻衣
メディア開発部　池田剛、中山景、中村悟志、長野太介、入江翔子
管理部　　　早坂裕子、生越こずえ、名児耶美咲
マネジメント　坂下毅
発行人　　　高橋克佳

発行所　　株式会社アスコム
〒105-0003
東京都港区西新橋2-23-1　3東洋海事ビル
編集局　TEL：03-5425-6627
営業局　TEL：03-5425-6626　FAX：03-5425-6770

印刷・製本　株式会社光邦

© Hiroyuki Kobayashi, Yuki Fujita　株式会社アスコム
Printed in Japan ISBN 978-4-7762-0906-5

本書は著作権上の保護を受けています。本書の一部あるいは全部について、
株式会社アスコムから文書による許諾を得ずに、いかなる方法によっても
無断で複写することは禁じられています。

落丁本、乱丁本は、お手数ですが小社営業局までお送りください。
送料小社負担によりお取替えいたします。定価はカバーに表示しています。